DE

L'INCISION VAGINALE DIRECTE

ÉTUDE CRITIQUE

PAR

PH.-E. DALLY, D. M. P.

PARIS
G. STEINHEIL, ÉDITEUR
2, RUE CASIMIR-DELAVIGNE, 2

1898

DE

L'INCISION VAGINALE DIRECTE

ÉTUDE CRITIQUE

PAR

PH.-E. DALLY, D. M. P.

PARIS
G. STEINHEIL, ÉDITEUR
2, RUE CASIMIR-DELAVIGNE, 2

1898

Je considère comme le plus agréable des devoirs de dédier cette Thèse inaugurale à mes Maîtres, à ceux qui voulurent bien m'admettre au bénéfice de leur exemple et de leur enseignement : MM. les Professeurs Farabeuf, Pinard, Gariel, Mathias Duval ; MM. Milliard, Chauffard, Broca, Villemin, mon regretté maître Juhel Renoy ; M. le Professeur Terrier, mon Président, qui trouvera ici l'expression profonde de mon respect et de mon dévouement.

Paris, 5 Juillet 1898.

AVANT-PROPOS

On sait quel est le débat qui sépare les chirurgiens sur la méthode de choix dans le traitement des collections pelviennes.

Depuis que la généralisation de la méthode antiseptique, mettant la chirurgie hors de page, a supprimé les entraves opératoires, chaque camp apporte périodiquement ses arguments et ses statistiques : des conversions retentissantes, des opiniâtretés célèbres, des éclectismes prévoyants, ont lutté dans de fameux tournois ; et si peu à peu les indications se sont précisées, aucune méthode n'a pu raisonnablement affirmer son exclusivité, et un champ vaste encore reste à conquérir entre les domaines sûrs de chacune.

Il semble qu'en de telles discussions, les affirmations ne peuvent venir que de bouches compétentes, qu'elles doivent être étayées amplement par des faits, illustrées par des exemples, et l'on trouvera peut-être superflu qu'une voix nouvelle, et des moins autorisées, prenne part à la controverse. Cependant les maîtres et leurs élèves, blanchis sous leur propre harnois ou celui des autres, doivent savoir qu'ils ne travaillent que pour la science, c'est-à-dire pour le public des savants et des praticiens ; et qu'il est du devoir de chaque chirurgien, appelé demain à l'action opératoire, de savoir d'avance et de déterminer sa conduite.

Quelles seront donc les raisons de décider pour l'un ou pour l'autre, puisque chaque doctrine réunit autant d'autorité, autant de bonnes raisons, et de bons exemples ?

De quelle manière agir, quelle doctrine choisir, lorsque l'on entre dans la vie médicale, que l'on n'a pour se faire une opinion personnelle que les lectures et les documents recueillis durant quelques années de scolarité hospitalière ? Il n'est pas raisonnable, s'il est beaucoup plus simple, de choisir au hasard et de suivre aveuglément l'autorité d'un maître, quels que soient sa compétence et son talent. Les raisons personnelles, de tempérament et de milieu, qui ont décidé le maître dans sa conviction, ne sont pas d'ordre philosophique et positif. Faudra-t-il nous même nous faire une conviction, tout essayer, et demander au hasard, au temps, aux circonstances, une ligne de conduite ? On sait bien que les conditions de la clientèle, qui est le champ d'expérience du jeune praticien, ne sont pas le moins du monde convenables pour tels essais. Outre qu'il serait agréable d'avoir d'abord sa méthode déterminée, et d'être prêt pour l'éventualité prochaine, on sait qu'il est impossible de pratiquer dans la clientèle la rigueur et la profondeur d'observation qui pourrait remplacer le nombre, la qualité qui pourrait suppléer à la quantité.

Le problème qui se pose est un des plus délicats et des plus complexes de la critique scientifique. En chirurgie les méthodes sont à tels point liées aux hommes, et les hommes aux circonstances et aux milieux, qu'il faudrait faire un départ vigoureux entre les facteurs, une ventilation exacte dans les données d'ensemble, puis confronter les résultats avec son équation personnelle, pour reconnaître enfin la vérité réelle, c'est-à-dire objective, générale, superposable aux faits.

De telles recherches sortent absolument du cadre et des habitudes d'un travail tel que celui-ci. Il sera suffisant de résumer la discussion, de poser les termes objectifs du problème, dans le but de faciliter à chacun sa solution, en nous gardant bien d'indiquer même une préférence personnelle. Suivant ce programme, nous présentons ici quelques réflexions et quelques observations inédites à propos de l'incision directe du vagin, qui est, on le sait, l'une des méthodes en présence dans ce grand débat.

CHAPITRE PREMIER

Historique.

L'historique de l'incision vaginale directe comprend une première période pour ainsi dire héroïque, où les chirurgiens, selon le précepte d'Hippocrate, ouvraient l'abcès là où il proéminait. Comme ils ignoraient l'incision sous-péritonéale abdominale, ils avaient recours à l'incision du vagin, pour évacuer les collections pelviennes.

Mais dans une période plus moderne, les indications et les méthodes se précisent, on cherche les voies les meilleures pour atteindre les collections pelviennes, les traiter chirurgicalement.

H. Bourdon, dans son remarquable mémoire sur les tumeurs fluctuantes du bassin, travail dont on ne saurait trop louer les vues originales et hardies, avait exposé la pratique de son maître Récamier, et s'était posé en champion décidé de l'intervention. Il en donnait d'excellentes raisons : la présence du pus en facilite la formation ; la tumeur peut prendre un grand développement, fuser au loin et produire des désordres irréparables ; l'abcès peut s'ouvrir dans le péritoine ; enfin, le plus souvent, le sujet, considérablement affaibli, n'est plus en état de faire les frais de la guérison après l'ouverture artificielle. Bourdon rapporte un grand nombre de collections fluctuantes guéries ainsi par l'incision large.

En 1859, Atlee ouvrit, par le cul-de-sac de Douglas, une collection pelvienne bombant dans le vagin. Quelques jours après, il agrandit son incision, et détacha des adhérences avec les doigts, aussi haut qu'il put atteindre. Dix jours plus tard, il reconnut qu'il s'agissait d'un kyste dermoïde ; il rompit les adhérences qui le fixait et l'attira dans le vagin.

En 1869, Robert Battey enlève, par une incision pratiquée dans le cul-de-sac de Douglas, un kyste de l'ovaire gros comme une orange. Plus tard, frappé de la simplicité de l'opération, il l'étendit à presque tous les cas et lui donna le nom d' « ovariotomie normale ».

Gaillard-Thomas (*Traité des maladies des femmes*, p. 680), enleva, en 1870, un petit kyste de l'ovaire par le vagin.

R. Davis, de Wilkesbare, Ma., extirpa, en 1872, un énorme kyste de 9 livres anglaises. Il fut obligé de faire une incision de 10 centimètres à la paroi vaginale ; le kyste remontait au-dessus de l'ombilic, et il dut, pour détruire les adhérences, introduire la main dans la cavité abdominale jusqu'au dessus de l'ombilic. Sans vouloir recommander une pareille technique, on ne sait qu'admirer du bonheur ou de la hardiesse de l'opérateur.

Pendant ce temps, en Europe, les gynécologistes s'en tenaient en général au traitement médical : (de Sinéty, Siredey et Danlos) (*Dict. Jaccoud*). Cependant Gaillard demande l'intervention dès qu'il y a fluctuation. Coutry, Spencer-Wells, Schrader sont également interventionnistes.

Hegar et Kaltenbach donnent ainsi leur pratique : « Il est indiqué d'ouvrir un épanchement inflammatoire ou kystique, dès que la fièvre devient intense, dès qu'apparaissent des signes d'intoxication septique... Dans tous les autres cas, on ferait mieux d'attendre la résorption ou l'ouverture spontanée au dehors ou dans le rectum. Pour peu qu'on ait des doutes sur la nature, la quantité, le siège exact de l'exsudat, on devra recourir à une ponction avec le trocart explorateur ; l'instrument sera d'un calibre médiocre. Si la piqûre n'est pas suffisante, il sera toujours possible de l'agrandir sur la sonde cannelée, ou avec un bistouri boutonné à lame étroite ».

Quant aux abcès sous-péritonéaux, on ne les incisera que si la collection purulente est considérable.

Emmet veut qu'on ouvre largement toute collection purulente, aussitôt que la fluctuation pourra être découverte ; il ne croit pas d'une saine pratique d'attendre que le pus se soit tracé une ouverture.

Chassaignac, comme l'a rappelé Terrier, ouvrait et drainait les collections accessibles par le vagin.

Enfin, dans les temps modernes, nous avons vu s'élever le conflit passionné entre les hystérectomistes et les laparotomistes. L'incision vaginale fut mise de côté, du moins réservée pour quelques cas rares, en présence du succès que donnaient les deux autres opérations.

Les travaux de Laroyenne et de ses élèves (1889), ceux de Bouilly, Picqué, Tuffier, Rodiguez, Boisleux, tant d'autres dont les noms seront cités à leur place, redonnèrent à cette intervention un regain d'actualité.

Tous les chirurgiens qu'effrayent les grandes opérations, à cause de la durée et de la hardiesse nécessaires, ont cherché dans le débridement vaginal qui n'est ni plus conservateur que la laparotomie, ni beaucoup plus facile et moins dangereux que l'hystérectomie, un moyen curatif plus simple et plus naturel.

Nous n'analyserons pas ici, bien que plusieurs déjà relèvent de l'histoire, les travaux modernes. On les trouvera à leur rang, non pas chronologique, mais logique.

CHAPITRE II

Manuel opératoire.

Les anciens chirurgiens ne se sont guère occupés du manuel opératoire. Suivant en cela leur habitude générale, ils ouvraient les abcès qui tombaient dans le vagin, le plus souvent avec le trocart. Un drain à demeure et des lavages évacuants faisaient les frai. d'u traitement.

Aujourd'hui deux techniques sont en présence, l'élytrotomie postérieure, qui n'est pas absolument dans le cadre de notre sujet, et pour laquelle nous renvoyons aux ouvrages de l'auteur.

Les uns, suivant l'enseignement de Laroyenne (de Lyon), se servent d'un trocart spécial. Je relève, dans les divers travaux qu'il a écrits ou inspirés la description suivante de l'instrument, et la suivante manière de s'en servir.

Le trocart de Laroyenne offre le diamètre d'une sonde uréthrale n° 20, de la forme et la longueur de l'hystéromètre. La canule est fendue à son extrémité dans la moitié de sa longueur, afin de pouvoir remplir l'office d'une sonde cannelée. Le trocart, aminci en forme de lame dans la partie antérieure, a une flexibilité qui lui permet, après avoir traversé la portion rectiligne de la canule, de s'incurver pour franchir son extrémité légèrement recourbée. Un manche solide, arrondi, permet d'avoir l'instrument bien en main.

Le rectum a été préalablement vidé, l'index gauche est introduit dans le vagin, et son extrémité s'appuie sur le point précis où doit porter l'incision ; le trocart est poussé le long de l'index conducteur : arrivé à l'endroit de la tumeur, où il doit s'enfoncer, on en fait saillir la pointe et la ponction commence. Celle-ci, qui doit être faite en arrière d'une ligne rasant le museau de tanche, doit être exécutée seulement par des mouvements de pression et de rotation combinés ; pas de poussée brusque, pas d'échappée dangereuse. A mesure que le trocart s'enfonce dans les tissus indurés, la main droite qui le tient solidement abaisse le manche, dirigeant la pointe de bas en haut et d'arrière en avant, en lui faisant suivre la courbure pelvienne. Dès qu'on a la sensation nette que l'extrémité de l'instrument a pénétré dans une cavité libre, on s'y arrête ; le trocart est retiré, la canule restant en place, et l'écoulement d'un liquide séreux, purulent ou séro-hématique vient compléter le diagnostic.

Il ne reste plus qu'à pratiquer un débridement convenable : pour ce faire, on introduit dans la canule directrice du trocart le métrotome dont on a préalablement limité l'écartement maximum. Puis on retire le métrotome à soi, et il divise les tissus dans une étendue variable suivant l'écartement donné aux branches.

Le débridement permet au contenu séreux de s'écouler en totalité, lorsque la ponction, ce qui est habituel, n'a pas suffi. Il permet, en outre, et c'est le point important, d'aller explorer l'intérieur de la cavité, de rompre les cloisons friables qu'on y rencontre parfois et de constater l'état des annexes.

L'exploration de la poche se fait à l'aide d'un ou deux doigts, en s'aidant, s'il est nécessaire, de la main restée libre ou plutôt de la main d'un aide pour abaisser les lésions en comprimant la paroi abdominale.

D'après ses défenseurs, le procédé réunit donc les avantages de la sécurité de la ponction à ceux d'une large incision ; son exécution demande quelques minutes à peine, elle est d'une simplicité, d'une facilité qui la rendent accessible au plus novice.

Immédiatement après l'opération un tube de verre ou de corne, à extrémité olivaire, fendu sur la longueur est le plus souvent introduit dans la poche. Il sert à l'évacuation et au lavage. Le plus souvent, on fera un lavage direct de la poche avec la sonde à double courant.

Le pansement consiste à introduire dans l'ouverture une éponge iodoformée, de façon que sa partie moyenne soit étranglée; une de ses extrémités se trouve en arrière dans la cavité péritonéale, l'autre fait saillie en avant dans le vagin. Une deuxième éponge placée au fond du cul-de-sac, sert à maintenir la première. Une telle pratique a le double avantage d'arrêter immédiatement l'écoulement sanguin qui suit la section de la poche et d'empêcher la rétraction de l'ouverture ainsi maintenue béante.

Telle est la méthode de Laroyenne, qui semble simple, mais qui ne pourra satisfaire les chirurgiens désireux de voir ce qu'ils font.

La technique de l'incision au bistouri est également des plus simples. Quelques différences séparent les différents auteurs ; nous les passerons en revue.

« L'opération par la voie vaginale, » dit Delbet, « est difficile. Le vagin sectionné, il faut cheminer dans le tissu cellulaire du bassin. C'est une véritable opération, difficile et périlleuse; difficile, parce qu'il faut la faire au fond du vagin presque sans y voir, périlleuse parce qu'on peut blesser l'uretère ou des vaisseaux importants ».

L'opération peut être faite de trois manières : ou bien on chemine entre l'utérus et la vessie pour atteindre un de ces abcès anté-utérins, qui sont rares mais qui existent; ou bien, et c'est la seconde manière, on chemine sur les côtés de l'utérus pour ouvrir un abcès latéro-pelvien ; enfin, c'est la troisième manière, on peut remonter en arrière de l'utérus pour atteindre les pelvi-péritonites, enkystant ou non des salpingites non diagnostiquées (« Opération de Schrader » des auteurs américains).

En incisant derrière l'utérus, on s'expose à ouvrir le péritoine, on s'expose encore grandement à blesser l'uretère ainsi que des artères. La blessure de l'uretère n'est pas immédiatement dangereuse au point de vue opératoire, mais c'est un accident véritablement terrible par ses conséquences.

Selon Richelot, « une fois l'incision pratiquée au lieu de plus grande fluctuation, il faut disséquer de proche en proche en s'aidant du palper abdominal, pour soutenir la tumeur et l'amener vers soi, arriver à son contact et l'effondrer à bon escient. L'ouverture du Douglas est élémentaire; celle des collections latérales est plus délicate. L'incision doit toujours être faite au milieu, dans le cul-de sac postérieur, transversalement; tout autre point de départ serait dangereux pour l'utérus, l'uretère ou la vessie. Le bistouri n'est pas mauvais, mais un ou deux coups de ciseaux derrière le col paraissent encore plus commodes. Une entaille vers le côté permet à la pointe des ciseaux mousses, guidée par le doigt qui la précède ou la soutient, d'aller dissocier le tissu cellulaire ou les adhérences du Douglas en passant derrière l'utérus, de choisir la saillie fluctuante et d'y pénétrer hardiment. En la sortant branches ouvertes, on agrandit la brèche.

« Cela fait, si l'on veut que la cavité se ferme, il faut la soigner minutieusement... Différentes des poches purulentes qui se comblent rapidement après la castration utérine, celles-ci ont plus de tendance à revenir sur elles-mêmes et ne demandent qu'à rester fistuleuses. Drainage, lavage, tamponnement iodoformé, doivent être mis à contribution... Le drain, même cousu à la muqueuse, peut être expulsé; un diverticule peut échapper à l'influence du pansement et la suppuration continuer... ».

La technique de Doyen, qui recommande chaudement l'incision vaginale, mais plutôt comme premier temps de l'hystérectomie vaginale que comme opération distincte, diffère un peu de celle de Richelot.

Il place la malade dans la position de l'hystérectomie, les jambes repliées sur les cuisses et les cuisses sur l'abdomen, de façon à donner au vagin une direction horizontale et non oblique ascendante.

Puis le col est saisi par sa lèvre postérieure entre deux pinces à griffes et attiré en haut de la main gauche. La fourchette étant abaissée à l'aide d'un court écarteur, on fait aux ciseaux, à 8-10 millimètres en arrière de son insertion sur le col, depuis le cul-de-sac latéral droit jusqu'au cul-de-sac latéral gauche, une incision curviligne de la muqueuse s'étendant latéralement à 5 ou 6 centimètres de chaque côté.

On ouvre le cul-de-sac de Douglas avec les ciseaux pointus, introduits fermés et retirés ouverts. On passe l'index dans la plaie pour explorer ; puis les annexes sont attirées au dehors, s'il y a lieu, par la pince à anneaux ; le doigt détache les adhérences, le pédicule est lié en masse et fixé à la commissure de l'orifice vaginal, ou sectionné au-dessous d'une ou deux pinces à demeure. Elles empêchent le pédicule infecté de remonter vers le péritoine.

Bouilly opérait tantôt à l'aide du thermo-cautère, tantôt avec le bistouri, d'autres fois par le trocart ; dans son rapport de 1896 (Congrès de Genève), il ne retient que le bistouri.

» Déjà Pozzi, Reverdin, puis Segond, Doyen, ont insisté sur l'inutilité et les dangers du trocart de Laroyenne : tous les chirurgiens aujourd'hui incisent franchement le cul-de-sac postérieur et la collection à l'aide du bistouri ou des ciseaux. Les seuls préceptes utiles à retenir sont que l'incision doit toujours être placée dans le cul-de-sac postérieur, même quand il s'agit d'une collection latérale, et ne pas dépasser 3 à 4 centimètres d'étendue transversale ; que l'ouverture de la

collection doit être aussi large que possible et souvent complétée par l'introduction d'un doigt ou d'un instrument dilatateur, et qu'elle doit être suivie d'un drainage longtemps gardé en place.

D'autres (Mangin, Saüger), font d'emblée ou secondairement, pour se donner du jour, une incision en T.

Presque tous les auteurs recommandent d'éviter les artères utérines, dont on déterminera la place en en cherchant les battements. Enfin, nous avons parlé du danger d'intéresser dans la ponction ou l'incision, la vessie, l'uretère, l'intestin.

Ces dangers, qui ne sont pas un des moindres inconvénients de l'incision vaginale directe, demandent une assez grande connaissance de la topographie anatomique de la région, topographie qui peut être modifiée si complétement par les lésions.

Dans la thèse de Blanc, on trouvera un très bon résumé, fait par Jaboulay, des supports du cul-de-sac postérieur. En outre, la plupart des anatomistes donnent, dans leurs traités, des renseignements détaillés qu'il serait superflu de rééditer.

CHAPITRE III

Indications et contre-indications.

Il y a deux indications distinctes que l'on peut réaliser par les incisions directes du vagin : ou plutôt il y a, *grosso modo,* deux lésions distinctes, souvent confondues dans l'établissement du diagnostic, mais néanmoins bien différentes. Quant à l'étiologie et au pronostic, nous examinerons successivement les deux formes, qui relèvent de la même indication opératoire.

La colpotomie postérieure s'adresse tout d'abord, et sans contestation, aux cas où l'inflammation annexielle aboutit à la formation d'une collection pelvienne située très bas, tombant dans le vagin, lorsque l'on peut croire qu'il n'y a ni adhérence, ni bilatéralité, et quelle que soit l'origine et jusqu'à un certain point la nature de la tumeur ; on peut traiter par la colpotomie aussi bien les hématocèles suppurées ou non que les pyosalpinx ou les collections séreuses du paramètre.

Je n'insisterai pas sur les moyens plus ou moins simples et plus ou moins sûrs qui sont mis à la disposition du chirurgien pour établir un diagnostic : caractères généraux des suppurations (fièvre, hecticité, fluctuation, ponction exploratrice, qui n'est admissible que lorsque la collection est franchement rapprochée de la paroi vaginale, et que l'on est assuré de ne pas faire pénétrer le pus dans le péritoine, ou l'aiguille dans l'intestin) ; considérations tirées de l'âge, de l'étiologie, etc.

Segond insiste sur la nécessité de pratiquer l'examen sous le chloroforme ; la résolution et l'insensibilité sont évidemment des conditions essentielles pour pratiquer les manœuvres de palper, de toucher, et de toucher combinées, qui sont indispensables à l'établissement d'un diagnostic.

Mais les abcès pelviens eux-mêmes, selon leur origine, selon leurs conditions d'évolution, se collectent de façons variées. Les uns tendent vers le rectum où ils s'ouvrent en fistule ; d'autres restent élevés, plus accessibles par l'abdomen ; d'autres enfin, et ce sont ceux qui nous intéressent, tombent dans le cul-de-sac de Douglas, ou viennent y bomber directement, tendant plus ou moins la paroi vaginale.

Dans ces conditions, si le doigt explorateur, aidé du palper abdominal, perçoit au fond du cul-de-sac une tumeur fluctuante, immédiatement située sous la muqueuse vaginale ; si cette tumeur est bien délimitée, surtout si la fluctuation est sentie également et uniformément sur tous les points, la conduite à tenir n'est même pas en question ; il faut appliquer là un vieux précepte hippocratique, intervenir parce qu'il y a du pus, et ouvrir l'abcès là où il proémine, en un mot débrider largement la paroi vaginale, introduire le doigt pour détacher quelques tractus fibreux, et aussi pour une exploration dont nous reparlerons tout à l'heure : irriguer, laver, draîner.

Mais on sent bien que nous parlons là des cas rares où les signes sont absolument nets, et dans nos souvenirs cliniques comme dans nos lectures et nos recherches, nous ne nous rappelons pas qu'il soit fréquent de rencontrer cette simplicité de lésions. Sauf peut-être dans quelques hématocèles, suppurées ou non, il n'est pas ordinaire de rencontrer des lésions univoques, et généralement l'infection ou le processus inflammatoire retentissent sur tout l'appareil génital.

La complexité des lésions restreint beaucoup, on le comprend, le domaine de l'incision vaginale, et sans vouloir dire qu'elle ne vit que d'erreurs de diagnostic, ce qui est loin de notre pensée, elle demandera de la part du chirurgien une sûreté et une délicatesse de diagnostic peu communes. Car nous ne pouvons admettre qu'il soit d'une bonne chirurgie de pratiquer une opération restreinte, timide, palliative, avec l'assurance certaine d'être obligé, à bref délai, à une intervention plus radicale.

De plus, il est du plus haut intérêt de connaître la nature unique ou cloisonnée de la collection. S'il s'agit de ces « éponges purulentes » constituées par de nombreux cloisonnements, des tissus infiltrés et des épanchements semi-séreux, semi-purulents, la colpotomie sera une mauvaise opération. Le bistouri ouvrira une des alvéoles du magma purulent, le doigt déchirera quelques tractus fibreux ; mais les autres persisteront, le pus restera contenu dans ses cloisonnements pseudo-membraneux ; l'injection sera sans effet, et l'évacuation nulle, presque restreinte. Bouilly insiste beaucoup, et à juste titre, sur la contre-indication tirée de poches multiples, cloisonnées ; comme moyen sûr de diagnostic, il indique surtout la notion de l'égalité et de l'uniformité de la fluctuation, sur tous les points où le doigt la ressent. Il faut, dit-il, « que la collection purulente soit nettement appréciée par le toucher et le palper combinés, et facilement amenée au contact du doigt vaginal. On doit obtenir la notion que la collection est faite, unique et non cloisonnée, unilatérale, ou que les lésions du côté opposé sont peu avancées (1).

Il est admis maintenant (2) que presque toutes les lésions annexielles sont bilatérales.

Il n'en est pas moins vrai que les deux lésions peuvent être à des degrés très différents d'évolution ; et c'est un fait bien connu que lorsqu'il y a une grande différence entre l'âge et

(1) Bouilly, De l'ouverture par la voie vaginale des collections purulentes salpingées et ovariennes (*Bulletins et mémoires de la Société de chirurgie*, juillet 1890, XVI, 508.

(2) Hennig, *Die Krankheisen der Eileiter* Stuttgart, 1876.
Delbet, *Des suppurations pelviennes chez la femme*, Paris, 1891.

l'importance de lésions annexielles, le traitement de la lésion la plus avancée modifie favorablement la lésion la plus récente. Il semblerait donc que lorsqu'une annexe enflammée se trouve dans des conditions favorables à l'incision directe, il serait indiqué de la traiter, dans l'espoir d'améliorer l'autre et de pratiquer ainsi la chirurgie la plus conservatrice.

Cette doctrine est pleine de bonnes intentions, mais aussi de précipices. Si dans un cas semblable le ventre est ouvert par la laparotomie, que nous tenons pour l'incision exploratrice par excellence, il sera très aisé de savoir, au premier coup d'œil, quel est l'état exact de la lésion opposée, de l'annexe qui paraissait à peu près saine et que l'on voulait observer.

Là, tout est clair, tout peut se voir et se toucher, le chirurgien ouvre à sa volonté le sac qui contient le secret pathologique qui va décider sa conduite.

Mais au fond d'une incision vaginale, gêné par des pinces, des écarteurs, des tampons, à la fois aveugle et paralytique, comment le chirurgien va-t-il voir, sentir, savoir et déterminer la limite de son intervention ? A moins de laisser à l'avenir le soin de l'éclairer sur l'état des annexes, il arrivera fatalement qu'il ne pourra même plus savoir par hypothèse, quelles collections il a ouvertes, quels organes a fendus son bistouri.

Si donc nous admettons sans peine qu'un abcès vaginal soit ouvert par le vagin, conduite courante, simple, nous ne pouvons croire qu'il soit d'une bonne pratique de faire de cette incision le point de départ non seulement d'une exploration (cédant à la curiosité souvent dangereuse et aussi plus inutile de mettre son doigt dans les plaies que l'on a faites), mais encore d'une intervention radicale. Les partisans convaincus et exclusifs de l'hystérectomie peuvent se consoler s'ils découvrent que leur incision est inutile et insuffisante, car elle est le point de départ naturel de l'intervention vaginale pour l'ablation des annexes et de l'utérus. Mais si l'on croit comme nous que l'hystérectomie n'est pas un procédé exclusif, il est incontestable que l'on s'est mis soi-même dans de très mauvaises conditions, avec cette première opération vaginale et la fistule qu'elle comporte, pour tenter une intervention plus complète par la voie centrale.

Nous résumerons donc les indications très nettes, qui sont le triomphe mais aussi la frontière de l'incision directe, en disant avec Richelot (1):

« Une saillie fluctuante bien nette, une collection liquide soulevant la paroi vaginale, est une invitation au coup de bistouri ; elle n'est pas toujours une indication formelle, si il y a autour de ce point des lésions étendues et profondes. Mais quand à la fluctuation très rapprochée s'ajoute la simplicité probable du foyer purulent, l'incision est opportune et a chance de réussir. La plus grande simplicité appartient à l'abcès péritonéal faisant bomber le cul-de-sac postérieur, bien médian, bien liquide, flanqué d'annexes peu malades et qui, avec un bon drainage et quelques injections, guérira simplement..... »

Quant aux suppurations tubaires, l'important n'est pas l'origine ni même jusqu'à un certain point le siège de l'abcès, mais sa facilité d'accès, son adhérence à la paroi vaginale, son unilatéralité absolue ou relative, l'acuité des accidents, en rapport avec un abcès simple et d'ouverture facile, la virulence soupçonnée ou constatée du pus, qui rend si dangereuse la laparotomie, la gravité de l'infection générale ou la faiblesse de la malade.

Mais il y a une autre question nettement posée dans la communication de Monod, de date toute récente (2).

(1) *Sur le traitement des suppurations pelviennes*, *Ann. de Gyn. et d'Obst.*, Sept. 1896, p. 203, et Congrès de Genève, 1896.

(2) *Bulletins et Mémoires de la Société de chirurgie*, 10 mai 1898, XXIV, 16, p. 405.

« D'autres fois », dit-il, « que la collection semble fluctuante ou non, on a l'impression que, tout en étant accessible par le vagin, elle en est anatomiquement séparée, ...que la muqueuse vaginale absolument saine et souple paraît glisser sur la tuméfaction sous-jacente, évidemment distincte de la paroi vaginale. Elle peut être plus haut située encore, à bonne distance du cul-de-sac, sur les côtés de l'utérus, occupant la place que l'on a coutume d'assigner aux tuméfactions développées dans l'ovaire ou dans la trompe.... .

« En pareille circonstance, il m'a semblé que la première de ces collections siège dans le péritoine, variété de pelvi-péritonite enkystée, à laquelle on peut donner le nom de *périsalpingite*, pour la distinguer de la pelvi-péritonite vulgaire ; tandis que la seconde occupe les annexes mêmes, trompe, ovaire, lésion primitive, ayant donné lieu à la suppuration du péritoine périphérique... »

« L'opération que je préconise ne sera donc pas, dans la majorité des cas, une simple incision d'abcès tombant dans le vagin, ce sera une opération réglée, une élytrotomie qui, après avoir donné accès dans une collection péri-annexielle, permettra de dépister et d'ouvrir un foyer secondaire plus profond, siégeant dans les annexes ».

Monod a apporté à la tribune de la Société de Chirurgie une statistique très satisfaisante, et l'on trouvera à la fin de ce volume un certain nombre d'observations qui semblent favorables à cette nouvelle opération, à ce rajeunissement de l'opération de Battey, que nous allons discuter.

Voici donc les deux cas où la colpotomie a été proposée comme l'opération la meilleure :

Les abcès simples du paramètre ou des annexes, en rapport avec le vagin;

Les « collections latérales à l'utérus, ou postéo-latérales, dans lesquelles il est ordinairement possible de reconnaître l'existence d'un double foyer : l'un profond annexiel (salpingite ou salpingo-ovarite), l'autre superficiel ou peri-annexiel (péri salpingite) (Monod) ».

Le moment est venu, après avoir exposé les deux divisions de notre sujet, de les grouper et de les juger dans une discussion d'ensemble.

Evidemment, la simplicité de l'opération, son caractère bénin et habituel, son efficacité certaine dans quelques cas, surtout sa facilité et son appropriation à des conditions parfois difficiles de clientèle, et son caractère nettement conservateur, lui ont fait de nombreux partisans.

Mais la laparotomie aussi est conservatrice et si l'incision directe est facile, il n'en est pas moins vrai qu'elle a ses dangers. On peut ponctionner l'intestin, la vessie, une artère importante ; on peut donner issue au pus dans le péritoine, et si ces reproches s'appliquent surtout au trocart de Laroyenne, plus précis mais plus faux aussi que la main intelligente du chirurgien, on peut en faire d'autres à l'incision au bistouri ; on peut invoquer les cas où malgré l'examen le plus scrupuleux, on n'a pas diagnostiqué qu'il y avait une anse intestinale entre la paroi vaginale et la trompe abcédée (1).

Il est vrai que dans les cas où l'on trouve un obstacle quelconque à l'ouverture de la collection, on peut s'abstenir et recourir à une autre opération, mais on conviendra que l'on se place soi-même, de son plein gré, dans des conditions plus mauvaises pour cette opération secondaire, surtout s'il s'agit d'une laparotomie.

Et parfois, comme dans les cas de Monod (2) et un autre de Richelot, non seulement l'opération est insuffisante, mais elle est dangereuse.

(1) Cas de Richelot, *L'hystérectomie vaginale*, Paris, 1894, p. 65.
(2) Ch. Monod, *Sur le traitement des salpingites suppurées par l'incision vaginale*. Observations et remarques (*Bulletins et Mémoires de la Société de Chirurgie de Paris*, XXIV, 16, 10 mai 1898).

Un autre reproche grave que l'on a fait à l'incision directe, c'est qu'elle est incomplète. L'abcès a été entièrement vidé, mais il récidive quelques mois plus tard, et il faut intervenir de nouveau, et faire enfin, et dans des conditions moins bonnes, une opération plus radicale que l'on voulait éviter (Routier (1).

Il est incontestable que la laparotomie, et même l'hysterectomie, laissant plus de champ, font mieux apprécier l'état des poches, sont moins aveugles que l'incision directe. Il faut donc s'attendre à des résultats incomplets et inattendus, à des rechutes fréquentes, à des résultats palliatifs, à des fistules persistantes.

En résumé, si dans les cas d'abcès simple on est autorisé à ouvrir la poche, suivant en cela les principes thérapeutiques communs à tous les abcès, il n'en est pas de même lorsque l'on peut soupçonner la présence d'un double foyer : l'incision directe, de choix dans le premier cas, est d'une opportunité discutable dans le second.

D'ailleurs il y a des cas graves où la colpotomie est absolument indiquée, en présence de la gravité de l'état de la malade. Il ne s'agit plus alors d'une opération de choix, mais d'une opération de nécessité. Ce sont des malades anémiées, dans un état de faiblesse ou de cachexie plus ou moins avancés, ou une anesthésie, une opération de longue durée, le moindre shock serait fatal.

Ces cas ne sont pas rares, mais ils donnent rarement du succès opératoire : ils échappent d'ailleurs dans une certaine mesure à des considérations didactiques, et le chirurgien, balançant les éléments multiples du problème qu'ils comportent, doit agir avec une grande initiative ; très souvent la colpotomie lui apparaîtra comme l'opération d'urgence, évacuative, palliative, faisant céder la fièvre et les symptômes graves, sous réserve des interventions ultérieures.

(1) Communication orale.

Monod cite quatre cas où il pratiqua l'incision directe chez des malades gravement atteints (1).

Deux se terminèrent favorablement : la bilatéralité n'était pas diagnostiquée avec certitude. Chez une malade, une seule ouverture suffit à évacuer les deux collections ; les suites furent satisfaisantes.

Chez l'autre, ce fut à neuf jours d'intervalle que furent ouverts les deux culs-de-sac.

Deux autres cas des plus intéressants ont eu une issue fatale. Dans l'un, il s'agissait d'un vaste abcès pelvien, où s'était ouverte une anse intestinale. L'opération proposée était l'hystérectomie vaginale.

Mais en ouvrant le cul-de-sac de Douglas, un flot de pus fétide s'écoula, laissant penser que le rectum avait été ouvert. On place donc seulement deux gros drains dans la cavité, après évacuation et lavage, et la malade meurt au 9e jour.

Dans l'autre cas, Monod pense que le résultat aurait pu être meilleur. Une première poche fut ouverte, chez une malade qui possédait en outre un foyer annexiel profond, qui fut reconnu au moyen du toucher, par la boutonnière de la première intervention : mais il était trop tard, et la malade mourut quelques jours après. Cette observation est des plus instructives, car elle montre un cas type des doubles collections pelviennes qui forment la seconde classe des lésions ressortissant à la colpotomie, et elle justifie en même temps la laparotomie, qui aurait probablement sauvé la malade si elle avait été pratiquée.

Monod pense que « lorsque les lésions, même récentes, sont bilatérales, l'incision vaginale est généralement insuffisante ». Tout au plus sera-t-on autorisé à la pratiquer palliativement avec l'arrière-pensée d'atteindre ultérieurement l'utérus et les

(1) Voir aussi Richelot, Observation XLIX.

annexes par une opération plus radicale. Cet avis est d'ailleurs généralement partagé (Routier, Bouilly, Richelot).

Les partisans de la colpotomie donnent entre autres raisons de leur préférence, la rapidité de cette opération. Si le cas est très simple, s'il s'agit d'un abcès vaginal, soit, mais nous nions que dans des cas difficiles, où plusieurs collections de plusieurs origines occupent le vagin, nous nions qu'il soit aisé et rapide d'intervenir par le vagin, et nous pensons que l'opération la plus rapide est la laparotomie, qui peut être faite en quelques instants. Nous en dirons autant sur la facilité comparée de deux opérations et en général sur tous les avantages qu'on a voulu reconnaître à l'incision directe. Dans les cas simples, c'est sûr et évident, la colpotomie est meilleure, mais pour peu que le cas se complique, et d'autant plus vite qu'il est plus compliqué, elle perd ses avantages.

Quant à la déclivité du drainage, qui semble à tous les partisans de l'incision directe un inestimable avantage, nous pensons qu'elle n'a pas d'importance, et voici pourquoi.

Si la poche que l'on veut ouvrir a des parois bourgeonnantes, charnues, impossibles à désinfecter, le mieux est de l'enlever; la cause supprimée le pus disparaît, et il n'y a pas lieu de drainer. S'il s'agit du péritoine qu'il n'est pas question de réséquer, le lavage suffit généralement à modifier favorablement sa paroi.

Si cette adhérence ou toute autre cause empêchent l'ablation de la poche, il faut la marsupialiser; et alors il importe peu que le pus s'écoule dans le drain de haut en bas ou de bas en haut, car la poche est fermée et le pus doit sortir dans tous les cas.

En ajoutant à ces cas, ceux où précisément le siège ou la nature de la tumeur commande l'hystérectomie abdominale, on voit que la nécessité d'un drainage déclive, qui se transforme trop souvent en fistule, n'est pas absolue.

Pour la méthode de Laroyenne, elle est née de cette conception qui n'est pas chirurgicale, croyons-nous, et qui consiste à substituer au travail de la main de l'homme la fonction mécanique d'instruments plus ou moins spéciaux. La chirurgie est un art manuel, comme la menuiserie ; mais le bois n'est pas malade ; et si l'on peut substituer une machine automate à la main du menuisier, il est impossible d'exclure l'intelligence et le jugement lorsqu'il s'agit d'une espèce aussi variée, aussi surprenante, aussi ondoyante et diverse que le corps humain malade.

« Nous n'aimons pas », dit Richelot (1) cette pointe qui s'enfonce au jugé, qui peut toujours, sauf dans les cas très faciles, manquer l'abcès ou faire quelque malheur.

« Le chirurgien destiné à obtenir les meilleurs résultats de l'incision directe est, d'une part, celui qui adoptera l'incision méthodique, allant progressivement à la poche purulente et lui permettant de s'arrêter s'il a fait fausse route ; celui, d'autre part, qui se donnera la peine de surveiller de près les suites opératoires, dans une région où s'accumulent aisément les causes d'insuccès ; enfin et surtout, celui qui, au lieu de chercher à démontrer qu'il est possible d'ouvrir habilement un foyer autour de l'utérus pour éviter les grandes opérations, tiendra compte avant tout des conditions précises dans lesquelles la méthode est indiquée, et, pouvant faire plus et mieux quand il le faut, sauront la maintenir dans son cercle restreint ».

Tous les chirurgiens amoureux de leur métier et confiants dans leurs mains et leur raison penseront comme lui.

(1) Sur le traitement des suppurations pelviennes (*Annales de Gyn. et d'obst.*, sept. 1896, p. 201).

OBSERVATIONS

Observation I. — (Reclus) (1).

J. T..., 21 ans, couturière. Réglée à 15 ans. A 20 ans, première grossesse, accouchement au 8e mois, enfant meurt à un demi mois, de diarrhée ; retour des règles au troisième mois : depuis réglée très irrégulièrement.

Pertes blanches abondantes, tachant le linge, mais non fétides. Douleurs dans le bas ventre, à droite, même au repos. Le palper est très douloureux. Dans le cul-de-sac droit, qui est très élevé, la palpation bi-manuelle délimite une tumeur interposée, haut placée, extrêmement sensible. Utérus en rétroflexion. Col gros.

Des lavements et des injections d'eau chaude ne donnent pas de résultats. On diagnostique une ovaro-salpingite faisant saillie dans le cul-de-sac de Douglas.

Opération. — Après anesthésie à l'éther, le col de l'utérus est saisi par deux pinces tire-balles, attiré et porté en avant. Le cul-de-sac postérieur est incisé sur une étendue de 4 centimètres. On arrive sur la tumeur postérieure qui remplissait le cul-de-sac de Douglas. On la perfore avec une sonde cannelée, mais aucun liquide ne s'écoule. On remplace la sonde cannelée par une forte pince de Richelot, dont on écarte les mors. Puis, introduisant l'index dans la brèche ainsi créée, on se trouve dans une masse de néo-membranes épaissies, de masses fibrineuses, qui sont morcelées du bout du doigt et entraînées par un lavage à l'eau chaude. Le cul-de-sac de Douglas présentait alors une cavité du volume d'une mandarine. Tamponnement à la gaze iodo-

(1) Ces observations, dues à l'extrême obligeance de M. Reclus, sont entièrement inédites.

formée, et au deuxième jour on supprime la gaze que l'on remplace par un tube en croix.

Guérison en 2 mois, sans fistule.

Observation II. — (Reclus.)

B. G..., journalière, 19 ans.

Pas d'antécédents héréditaires. Réglée à 13 ans ; à 16 ans, fausse couche de 5 mois. Suites normales. Pas de syphilis. Dernières règles le 23 janvier. Le 17 février, les règles reviennent abondamment. Le 25 février, grandes douleurs dans tout le ventre, obligeant la malade à se coucher pendant deux jours. La malade vomit tout ce qu'elle prend. Elle est également atteinte d'une constipation opiniâtre.

Utérus gros, collé contre la symphyse et poche volumineuse nettement fluctuante dédoublant la paroi recto-vaginale, obstruant le cul-de-sac de Douglas et tombant dans le rectum.

Opération. — Le 4 mai, incision du cul-de-sac de Douglas, après avoir posé des valves vaginales et attiré le cul-de-sac par deux pinces tire-balles, en haut et en avant. Incision verticale de 3 centimètres agrandie aux ciseaux par deux incisions horizontales de 1 centimètre. Au fond de l'incision apparaît une poche tomenteuse que l'on perfore d'un coup de pointe. Aussitôt s'écoule une sérosité louche bientôt suivie d'une masse de pus épais (un verre environ). Lavage à l'eau blanche. Un volumineux drain en croix est introduit par l'orifice et le drainage du vagin est fait à la gaze iodoformée.

Le pus était stérile.

La malade sort guérie le 8 avril.

Observation III. — (Reclus).

M. L. C., couturière, 24 ans. Réglée a 14 ans. A 20 ans, première grossesse normale. Deuxième parturition l'an dernier. Accouchement au septième mois d'un enfant qui vécut 18 jours. La grossesse avait été très pénible, avec des vomissements abondants et une grande fatigue. Un mois avant l'accouchement, des pertes roussâtres ont commencé, et ont pris le caractère net de pertes rouges depuis l'accouchement ; en outre, pertes blanches abondantes et douleurs vives dans le ventre. M. Delbet diagnostique une métro-vaginite et institue un traitement par des injections au permanganate, qui atténue un peu les symptômes.

Il y a 21 jours, pendant les règles, le ventre enfla beaucoup, et les règles s'arrêtèrent. Fièvre, état aigu.

Examen. — Le col est derrière la symphyse, le corps est mou, délimitable. Hystéromètre s'enfonce de 7 centimètres, la courbure est normale. Le cul-de-sac postérieur est effacé par une tumeur séparée de la face postérieure de l'utérus par un sillon. Cette masse se prolonge dans le cul-de-sac latéral gauche, et remonte très haut vers la face latérale de l'utérus. Fluctuation, douleur. Le toucher rectal fait sentir la tumeur bombant dans le rectum. On diagnostique une hématocèle.

Opération (9 mars 1897). — Après l'anesthésie à l'éther, on saisit et attire le col utérin en haut et en avant. Incision verticale de 3 centimètres, au bistouri, agrandi avec deux incisions latérales de 1 centimètre chacune. L'index est introduit dans la plaie et crève facilement le cul-de-sac de Douglas, d'où s'écoule une certaine quantité de pus. Après l'évacuation de cette collection, le doigt constate l'existence d'une cavité assez grande pour loger facilement une mandarine et assez irrégulière. On introduit le doigt dans la plaie, à la partie supérieure, et en abaissant les parties par une main placée sur l'abdomen, on constate l'existence d'une nouvelle collection, que l'on crève avec le doigt. Une nouvelle quantité de pus s'écoule. Un lavage prudent est fait avec de l'eau chaude, puis une lanière de gaze stérilisée, ointe de pommade polyantiseptique, est introduite dans les deux cavités. Puis le vagin est bourré de gaze iodoformée.

Cette opération avait été précédée d'un curettage du col et du corps en partie, suivi d'un tamponnement à la gaze.

17 mars 1897. — La malade est endormie de nouveau à l'éther et le vagin dilaté par des valves ; le doigt est introduit et reconnait que la poche supérieure est complètement oblitérée. Il est assez difficile du bout de l'index de reconnaître l'endroit exact de la perforation. Il s'écoule une assez grande quantité de pus séreux. On introduit un tube

3

en croix et le vagin est bourré avec de la gaze iodoformée.

L'examen bactériologique du pus, pratiqué par M. Langlé, a donné un résultat négatif.

La malade est sortie guérie le 24 avril 1897.

Observation IV. — (Reclus).

C. C..., 23 ans, couturière. Réglée à 18 ans, à 19 ans, rhumatismes violents de la jambe droite.

Première grossesse à 21 ans ; normale, mais suivie pendant 2 à 3 mois de pertes blanches et rouges. Traitement suivi au permanganate et à l'alun. De mai à septembre la malade n'a pas souffert, sauf quelques pertes blanches. Au commencement d'octobre 1896, elle a été prise subitement de douleurs dans tout le ventre. Elle est venue le lendemain à l'hôpital où on lui a fait prendre des lavements de chlorure de zinc, puis des injections chaudes. Au mois de mars, une hernie inguinale apparaît. M. Reclus en fit une cure radicale à la cocaïne le 19 mars 1897.

Actuellement elle a de la métrite, de la salpingite double.

Opération. — Le 13 avril après l'anesthésie à l'éther, on incise le cul-de-sac postérieur, d'abord verticalement, puis par deux coups de ciseaux latéralement ; on cherche avec le doigt introduit dans la plaie les annexes gauches. Elles ne présentent aucune dureté, aucun volume anormal et paraissent saines. Il n'en est pas tout à fait de même des annexes droites : elles ne sont guère plus volumineuses mais sont certainement indurées. Je pénètre dans leur intérieur avec la pointe d'une sonde cannelée et je ne sais, à cause du sang qui se trouve dans le vagin, si une petite quantité de pus s'écoule. Toutefois je ne le crois pas.

Comme il est impossible sur une tumeur aussi petite de prendre un point d'appui suffisant, je n'ose dilacérer la tumeur et je me contente de bourrer avec de la gaze aseptique le trajet qu'ont suivi mon doigt et la sonde cannelée.

Guérison après fistule.

Observation V. — (Reclus).

M..., journalière, 35 ans. Réglée à 19 ans. Trois grossesses. La dernière il y a quatre ans. Jamais de fausse couche. Il y a trois mois, douleurs vagues dans la fosse iliaque gauche. Il y a un mois perte de sang abondante qui dure 15 jours (fausse couche ?).

Actuellement, il y a une déchirure du périnée accompagnée de cystocèle et hémorrhoïdes. Au toucher on trouve l'orifice du col granuleux. Il regarde à gauche et en bas. La lèvre antérieure est sensible.

On sent dans les culs-de-sacs postérieur et latéral gauche une masse grosse et fluctuante, douloureuse au toucher. Le ventre est très ballonné ; la malade a eu des vomissements.

Opération. — Après anesthésie à l'éther on incise le cul-de-sac postérieur. Ecoulement d'un pus fétide. Drainage.

Mort au 4e jour.

Autopsie. — Les anses intestinales sont vascularisées et distendues par des gaz.

1° Poche purulente du volume d'une mandarine entre deux anses intestinales. On enlève le drain et les tampons placés dans le cul-de-sac de Douglas et le vagin. Le doigt introduit dans la plaie opératoire ne peut pénétrer dans le ventre. Une néo-membrane divise le cul-de-sac utéro-rectal en deux parties l'une inférieure et l'autre supérieure.

2° Une poche purulente qui a été vidée dans l'opération ;

3° Une poche supérieure renfermant environ trois quarts de litre d'un pus fétide.

La trompe gauche, une fois et demi plus grosse que le pouce paraît s'être crevée dans cette poche.

On croit que la trompe droite, de même grosseur que son homonyme, est ouverte dans la partie inférieure.

Observation VI. — (Reclus).

L. G. P., 37 ans, journalière. Réglée à 14 ans, fièvre typhoïde à 15 ans. Grossesse normale à 20 ans ; à 18 ans, fausse couche de trois semaines, suivie de 3 ou 4 poussées de péritonite, tous les 3 ou 4 ans, la dernière il y a 3 ans.

Trois semaines avant son entrée à l'hôpital, douleurs lombaires ; huit jours auparavant elle avait eu des pertes blanches. Les règles ont coïncidé avec l'apparition des douleurs lombaires. La malade n'a pas eu de vomissements.

Actuellement, constipation opiniâtre, le ventre météorisé, très sensible à la pression.

Au toucher on sent un utérus assez immobilisé. Les culs-de-sac latéraux sont effacés. Le cul-de-sac de Douglas, plus effacé que les autres, est d'une extrême sensibilité.

Opération. — La malade est endormie à l'éther. M. Reclus pratique l'incision du cul-de-sac postérieur. Il s'écoule un verre de sérosité. On trouve dans le cul-de-sac les anses intestinales enflammées.

La cavité est drainée.

La malade sort de l'hôpital guérie, le 31 juillet 1897.

Observation VII. — (Routier). (1)

Albertine V..., femme T..., 33 ans, concierge.

Femme toujours bien portante jusqu'en 1889, où elle fut opérée de laparotomie par M. Duplay, pour hématocèle. Elle fut guérie en conservant pendant 7 mois un drain.

En avril 1897, elle souffrait à la fin de la miction, urinait 7 ou 8

(1) Observations inédites dues à l'extrême obligeance de M. Routier.

fois par jour et 2 ou 3 la nuit, s'affaiblissait, lorsque le 9 juin elle eut de violentes douleurs dans le bas-ventre et l'anus.

A l'examen, on sent une tumeur occupant les deux culs-de-sac, fluctuante, douloureuse, difficile à délimiter.

Le 15 juin, on incise le cul-de-sac postérieur. A gauche, il sort des caillots et du sang en abondance.

La malade sort guérie au bout d'un mois.

Observation VIII. — (Routier)

Mme M. B..., couturière, 25 ans. Réglée à 13 ans, mariée à 19 ans; première grossesse normale à 20 ans. Il y a deux ans, fausse couche de 4 mois, accompagnée de fièvre et de douleur.

Le 6 février 1897, les règles vinrent peu abondantes. Le même jour, violente douleur dans le bas-ventre. La malade s'alite. Suspension des règles. Depuis ce moment, les douleurs ont continué obligeant la malade à garder le lit, causant des syncopes chaque fois qu'elle se lève.

Pertes glaireuses, filantes, peu abondantes.

17 février. — Abondantes métrorrhagies le matin et le soir, avec caillots. La miction est difficile; la constipation opiniâtre depuis longtemps.

Au toucher, col projeté en avant contre le pubis. Dans le cul-de-sac droit tumeur assez grosse, de consistance dure et pas nettement fluctuante. A gauche, point douloureux.

20 février. — Ouverture du cul-de-sac postérieur droit. Issue d'une assez grande quantité de pus, venant de la profondeur.

Drainage et pansement iodoformé.

Guérison.

Observation IX. — (Routier.)

Marie G.-L..., domestique, 24 ans.

Réglée à 12 ans. Premières couches en 1888, avec hémorrhagies abondantes et suites de couches pénibles.

Depuis le 28 novembre, la malade ne cesse de perdre du sang par intervalles. Faiblesse générale.

Depuis le 6 janvier, pertes plus abondantes, fièvre, douleur vive dans le bas-ventre, à gauche.

Au toucher, tumeur volumineuse occupant tout le cul-de-sac postérieur, envahissant les culs-de sac latéraux, rejetant l'utérus contre le pubis.

14 janvier. Ouverture du cul-de-sac postérieur. Issue d'environ 1 litre 1/2 de pus couleur chocolat, qui contenait de la fibrine.

Le 2 février, l'orifice était fermé. Le col et l'utérus avaient repris leurs places normales, et la malade allait très bien.

Observation X. — (Routier)

Mlle E..., journalière, 24 ans. Réglée à 17 ans. Fausse couche de 7 mois à 20 ans. A 21 ans, couches normales, mais suivies d'une métrorrhagie qui a duré un mois. Douleur continue exagérée par la marche.

A l'examen, on trouve une petite tumeur dure dans le cul-de-sac gauche. Le 26 octobre, sous le chloroforme, on sent, en arrière et à droite, une tumeur fluctuante tombant dans le vagin.

C'était une hématocèle qui fut ouverte par le vagin.

Le 19 novembre, la malade sortit guérie de l'hôpital.

Observation XI. — (Routier)

Mme G. G..., 37 ans. Pas de grossesse. Il y a deux ans, phénomènes douloureux dans le bas-ventre et la cuisse gauche, sans pertes, qui guérissaient par le repos au lit.

Le 24 novembre, douleurs subites et intolérables, avec vomissements bilieux et tendance à la syncope.

Au toucher, on sent, au fond du cul-de-sac droit, une tumeur fluctuante qui fait saillie dans le vagin et déplace l'utérus.

Cette tumeur, incisée, laisse écouler un flot de pus.

Drainage et lavage. Guérison complète en un mois.

Observation XII. — (Routier).

Mme H..., corsetière, 29 ans.

Réglée à 15 ans. Jamais de grossesse. Les dernières règles, après avoir été particulièrement abondantes, ont cessé au quatrième jour. Quelques jours après, les règles sont revenues et n'ont pas disparu depuis huit jours.

Au toucher, le col est petit, fermé. Dans le cul-de-sac postérieur gauche masse volumineuse, fluctuante et douloureuse. Utérus petit, mobile, mais la mobilisation est douloureuse. Rien à droite.

Le 26 janvier 1897, incision du cul-de-sac postérieur ; il s'écoule une assez grande quantité de pus.

Pas de drainage. Guérison en un mois.

Observation XIII. — (Routier).

Mme L.-M..., lingère, 31 ans.

Réglée à 13 ans, assez irrégulièrement depuis, avec des pertes blanches et jaunâtres dans les intervalles.

6 grossesses de 1884 à 1895 : en novembre 1897, fausse couche de 3 semaines; pendant 8 jours, hémorrhagies abondantes.

Depuis ce moment elle n'a pas cessé de souffrir dans la vessie et le bas-ventre.

Au toucher, le col est dur et déchiqueté, l'utérus est peu mobile, sa mobiliation est douloureuse.

Dans le cul-de-sac postérieur, on sent une masse grosse et fluctuante, douloureuse, battant sous le doigt.

Opération. — On incise le cul-de-sac postérieur, que l'on trouve rempli de sang et de caillots.

Dans la journée, hémorrhagie : on fait un lavage et un tamponnement à la gaze.

La malade va bien pendant 8 jours, puis la température monte à 38°.

On fait un curettage utérin et des lavages deux fois par jour.

Il s'écoule de la plaie vaginale des matières fétides, couleur sépia. La température matinale atteint 39° 8.

La peau prend une teinte subictérique. On administre du calomel qui provoque des selles abondantes, et la fièvre cède. Cependant, l'écoulement persiste encore, quoiqu'avec des caractères moins graves, moins de fétidité et une couleur plus claire.

Au bout de deux mois, la plaie vaginale était cicatricée et la guérison assurée.

Observation XIV. — (Routier).

Mme Uranie T. C..., brodeuse, 41 ans. Réglée à 14 ans 1/2. Grossesse à 19 ans 1/2, puis à 22 ans. Depuis cette grossesse, la malade a des pertes blanches et des douleurs plus ou moins violentes dans le bas-ventre, bien que les règles soient normales et régulières : mais les douleurs augmentent, des hémorrhagies interviennent, avec faiblesse, lipothymies.

L'utérus est gros et immobile. On sent dans le cul-de-sac droit une tumeur fluctuante et douloureuse.

Opération le 5 août 1897. Cette tumeur incisée laisse écouler une grande quantité de sang mêlé de caillots.

Suites opératoires bonnes : la malade sort guérie le 25 septembre.

Observation XV. — (Routier).

Mme M. D.-D..., cuisinière, 37 ans.

Réglée à 19 ans, grossesse à 30 ans, accouchement au forceps, suite de couches normales.

Il y a un an, hémorrhagie qui dura un mois, et depuis ce temps cette hémorrhagie se reproduit tous les 10 ou 15 jours, avec des durées irrégulières.

Col entr'ouvert, admettant l'extrémité de l'index. Les culs-de-sac postérieur et latéral gauche sont douloureux, et une tumeur fluctuante bombe dans le cul-de-sac postérieur.

Incision de cette tumeur, loco dolenti, qui contenait du pus en abondance.

Guérison en 15 jours.

Observation XVI. — (Routier).

Mlle L..., 26 ans, employée.

Réglée à 15 ans. Grossesse à 17 ans. Accouchement normal.

Les dernières règles sont de l'année 1897. En février l'absence des règles fait penser à une grossesse : étouffements, vomissements fréquents, le ventre grossit, des pertes blanches apparaissent, des douleurs vagues dans le bas-ventre et les reins, l'appétit cesse, la malade a des fréquentes syncopes. Elle entre à l'hôpital français de Londres, où on croit à une fausse couche imminente. Elle eut en effet une perte qui dura trois semaines, avec des caillots, mais, semble-t-il, sans expulsion d'œuf. Dilatation et curettage le 6 avril 1897. Elle revient à Paris et entre à l'hôpital Necker le 3 mai.

Le palper difficile donne la sensation d'une tumeur à gauche.

Au toucher, l'utérus est en latéro-version droite. A droite et en arrière on trouve une masse arrondie, douloureuse, rénitente, qui fait penser à une hématocèle ou à une grossesse extra-utérine.

L'incision de cette tumeur laisse en effet s'écouler une grande quantité de sang mêlé de caillots. La guérison fut rapide.

Observation XVII. — (Routier).

Mlle A. C..., domestique, 23 ans. Réglée à 11 ans. Le 16 janvier à la fin d'une époque menstruelle, elle eut une douleur très violente dans tout le ventre, irradiant dans l'épaule et le cou, accompagnée de nausées et de quelques vomissements, et depuis ce temps elle perd un peu de sang. Mais elle a une fièvre violente, garde le lit, où elle peut à peine se remuer tant les douleurs sont vives.

A son entrée à l'hôpital (23 janvier) le ventre est ballonné. L'utérus est en avant, accolé au pubis, en arrière.

Au fond du cul-de-sac, on sent une masse considérable, fluctuante.

Le 25 janvier, on ouvre le cul-de-sac postérieur ; il s'en écoule une quantité considérable de pus. Drainage.

Une fistule persiste assez longtemps, puis s'occlut au troisième mois après l'opération, achevant la guérison.

CONCLUSIONS [1]

I. — L'incision du vagin est une opération ancienne, qui répond au précepte élémentaire d'ouvrir les abcès là où ils sont proéminents. Elle fut pratiquée de tout temps : elle ne peut ni devenir exclusive, ni être suppléée.

II. — Elle doit être réservée, comme méthode de choix, à des cas très simples où une collection intra-péritonéale bombe dans le vagin, d'un seul côté, à l'exclusion des lésions annexielles.

III. — Celles-ci doivent être traitées, suivant les indications, par la laparotomie ou l'hystérectomie vaginale.

IV. — Dans quelques cas graves où l'on redoute une intervention compliquée et tant soit peu longue, l'incision vaginale directe pourra être employée comme méthode de nécessité.

V. — En tant qu'incision exploratrice, l'incision vaginale directe est inférieure à la laparotomie.

VI. — Elle doit être faite sous le chloroforme, au bistouri, sans qu'il y ait nécessité d'employer des instruments spéciaux.

VII. — Elle doit être suivie d'un lavage et d'un drainage.

(1) Nous ferons remarquer que les conclusions de ce travail ont été déposées avant que nous ayons connaissance de la thèse de M. Massier (*De la valeur de la colpotomie postérieure dans les suppurations pelviennes*, 24, Paris, 1898).

VIII. — Les principaux dangers de l'incision vaginale directe sont la blessure de l'urètre ou de l'artère utérine ; la complication la plus fréquente est la persistance d'une fistule, qui nécessite le recours à la laparotomie ou à l'hystérectomie vaginale. La mortalité est insignifiante, la guérison complète peu fréquente lorsque les lésions sont complexes.

BIBLIOGRAPHIE

1. **Bartlett**. — Transactions of the gynecological society of Chicago, 16 juillet 1886. — Vide : *American Journal of Obstetrics*, 1896, 1175.
2. **Baumgartner**. Die operation der parametrischen Abcesse. *Berliner klinische Wochenschrift*, 26 août 1881.
3. **Betrix**. Un cas de grossesse consécutive à la guérison par ponction d'une collection tubaire. Congrès de Rome, 1884. — Vide : *Annales de Gynécologie et d'Obstétrique*, 1884.
4. **Binaud**. *Hématocèle pelvienne intrapéritonéale*. Th. Bordeaux, 1892.
5. **Blanc**. *De l'inflammation péri-utérine chronique avec épanchements latents de nature purulente, séreuse ou hématique*. Th. Lyon, 1887, 1-135 (avec XXVIII obs.).
6. **Boisleux**. De l'élytrotomie interligamentaire postérieure. *Mémoires de la Société de gynécologie et d'obstétrique de Paris*, 14 avril 1892.
7. **Boisleux**. Pelvi-péritonite aiguë et son traitement. *Congrès français de chirurgie*. Lyon, séance du 13 oct. 1894, 815-34.
8. **De la Bonnardière**. Traitement des affections pelviennes par l'élytrotomie postérieure. *Ann. de Gynécologie et d'Obstétrique*, 1896, XIV, 45-126.
9. **Bonnecare**. *Valeur et indications de l'incision vaginale appliquée à l'ablation de petites tumeurs de l'abdomen et de la trompe*. Th. Paris, 1889.
10. **Bonnet**. *Des salpingo-ovarites enkystées dans un foyer de pelvi-péritonite et de leur traitement par la voie vaginale*. Th. Lyon. 1898, 1-78 (avec XIX obs.).
11. **Bouilly**. De l'ouverture par la voie vaginale des collections suppurées, salpingées et ovariennes. *Bulletins et Mémoires de la Société de Chirurgie*, juillet 1890, XVI, 508.
12. **Bouilly**. Des indications et de la valeur des incisions vaginales. *Congrès français de Chirurgie*, Paris 1895, séance du 26 octobre, 850-64.
13. **Bouilly**. Traitement des suppurations pelviennes. Rapport au Congrès de Genève, 1896. — Vide : *Annales de Gynécologie et d'Obstétrique*, XLVI, septembre 1896, 232.
14. **Bourdon**. *Rennes médical*, 1884.
15. **Broca** (Aug.). — Salpingites et abcès pelviens chez la femme. *Gazette hebdomadaire de Médecine et de Chirurgie*, 29 juin 1898.
16. **Byford**. — A study on the causation and treatment of pelvic hematocele. *American Journal of Obstetrics*, 1896, 1121, 1179.
17. **Cestan**. *Hémorrhagies intrapéritonéales et Hématocèles pelviennes*. Th. Paris, 1893.

18. **Chéron.** Pelvi-péritonite. *Revue M. C. des maladies des femmes*, 1889.
19. **Chéron.** Cellulite pelvienne. *Revue M. C. des maladies de femmes*, janvier et mars 1890.
20. **Condamin.** Des salpingo-ovarites enkystées dans un foyer de pelvi-péritonite et du traitement qui leur convient. *Archives provinciales de Chirurgie*, II, 8, 1er août 1894, 486-504 (avec XIV obs).
21. **Cornet.** *Du traitement intra-vaginal et utérin des salpingites.* Th. Bordeaux, 1880.
22. **H. Davis.** *Boston Medical and Surgical Journal*, 1876.
23. **Delore.** Note critique sur l'hématocèle. *Lyon médical*, 15 et 22 mars 1896.
24. **Doyen.** — Traitement chirurgical des affections inflammatoires de l'utérus et de ses annexes. *Archives provinciales de Chirurgie*, 1892.
25. **Fuster.** *De l'élytrotomie postérieure.* Th. Montpellier, 1897.
26. **Goullioud.** Débridement vaginal des collections de la périmétrite chronique (Méthode du professeur Laroyenne). *Congrès français de chirurgie*, 18[illegible].
27. **Goullioud.** Débridement vaginal des collections pelviennes. *Archives de Tocologie*, août 1891, 561-76.
28. **Guilloud.** Salpingotomie vaginale, extirpation vaginale et unilatérale de petits pyosalpinx. *Lyon médical*, 1896.
29. **Jullien.** De l'intervention dans certains cas de suppurations pelviennes. *Archives de Tocologie*, 1892.
30. **Laroyenne.** De la périmétrite compliquée d'un épanchement de nature purulente, séreuse ou hématique. *Lyon médical*, février 1886.
31. **Laroyenne.** De l'énucléation des fibromes par la voie vaginale. *Le Mercredi médical*, 7 juin 1893.
32. **Laroyenne.** Du traitement des collections pelviennes par un large débridement vaginal. Congrès de Genève, 1896. — Vide : *Annales de Gynécologie et d'Obstétrique*, XLVI, septembre 1896, 172.
33. **Landau.** Diagnostic et traitement des collections tubaires. Congrès de Berlin, 1880. — Vide : *Annales de Gynécologie et d'Obstétrique*, septembre 1880.
34. **Landau.** *Die chirurgische Behandlung der chronische Eiterungen in Becke. Berliner klinische Wochenschrift*, 15 septembre 1892.
35. **Landau.** Des abcès pelviens compliqués. Congrès de Rome 1884. *Annales de Gynécologie et d'Obstétrique*, 1884.
36. **Lawson Tait.** On pelvic hematocele. *Lancet*, London, 30 oct. 1886, 805-9.
37. **Le Bec.** Traitement des suppurations pelviennes. *France médicale*, déc. 1883.
38. **Le Dentu.** Traitement des affections inflammatoires des annexes de l'utérus. *Gazette des Hôpitaux*, 1892.
39. **Lucas-Championnière.** Ovarites, salpingites ...... *Journal de Médecine et de Chirurgie pratiques*, août 1889.
40. **Macquart-Moulin.** *Les méthodes de traitement chirurgical appliquées aux suppurations péri-utérines.* Th. Paris, 1892.
41. **Mangin.** Traitement de l'hématocèle pelvienne. *Marseille médical*, 1892.
42. **Martin** (de Berlin). Zur Behandlung der Pelvi-peritonitis chronica. *Berliner klinische Wochenschrift*, 28 mai 1894.
43. **Melon.** *Traitement des hématocèles péri-utérines par l'incision vaginale.* Th. Bordeaux, 1888.

44. **Ch. Monod**. Sur le traitement des salpingites suppurées par l'incision vaginale. Observations et remarques. *Bulletins et mémoires de la Société de Chirurgie de Paris*, XXIV, 16, 10 mai 1898, 463-94.

45. **Monprofit**. *Etude chirurgicale sur les Inflammations des Organes génitaux internes de la femme*. Th. Paris, 1888.

46. **Morigny**. *Pathogénie et traitement de l'hématocèle*. Th. Paris, 1891.

47. **Munde**. The treatment of pelvic abscess in women by incision and drainage. *American Journal of Obstetrics*, XIX, 1886.

48. **Ozenne**. Pronostic et traitement de l'hématocèle péri-utérine. *Bulletin médical*, 6 octobre 1889.

49. **Pichevin**. Elytrotomie et Cœliotomie antérieure. *Congrès de Gynécologie d'Obstétrique et de Pédiatrie*, Bordeaux, 1895. — Vide : *Semaine médicale*, 11 août 1895, 378.

50. **Péan**. Traitement de suppurations utérines ayant pour siège l'utérus et ses annexes. *Bulletin de l'Académie de médecine*, 8 juillet 1890.

51. **Polk**. La chirurgie conservatrice des organes pelviens de la femme. *Journal de Médecine de Paris*, 28 octobre 1894.

52. **Reclus**. Pelvi-péritonite aiguë et son traitement. *Congrès français de Chirurgie*, 1891.

53. **Reclus**. Pelvi-péritonite. *Semaine médicale*. 13 juillet 1891, 281-3.

54. **Richelot**. Sur le traitement des suppurations pelviennes. Congrès de Genève, 1896.— Vide : *Annales de Gynécologie et d'Obstétrique*, XLVI, sept. 1896, 172.

55. **Rodriguez**. *Incision du cul-de-sac postérieur dans les suppurations et hématocèles pelviennes*. Th. Paris, 1895, 1-95 (avec XXVII obs.).

56. **Rouffard**. Traitement des suppurations pelviennes et des lésions bilatérales des annexes. *Congrès français de chirurgie*, 1892.

57. **Sassi**. *Incision du cul-de-sac postérieur dans les suppurations pelviennes*. Th. Paris, 1898.

58. **Segond**. Suppurations pelviennes. *Congrès de Bruxelles*, 1892.

59. **Terillon**. Traitement chirurgical des suppurations pelviennes chez la femme. *Semaine médicale*, 4 août 1886, 305-6.

60. **Vallas**. *Province médicale*, 1891.

61. **Vuillet**. Technique du traitement des suppurations pelviennes par la ponction simple. Congrès de Bruxelles, 1892. — Vide : *Bulletin médical*, 21 septembre 1892.

62. **Wiedow**. Traitement des abcès pelviens. *Berliner klinische Wochenschrift*, 13 juillet 1889.

Saint-Brieuc. — Imprimerie Francisque Guyon, rue Saint-Gilles.

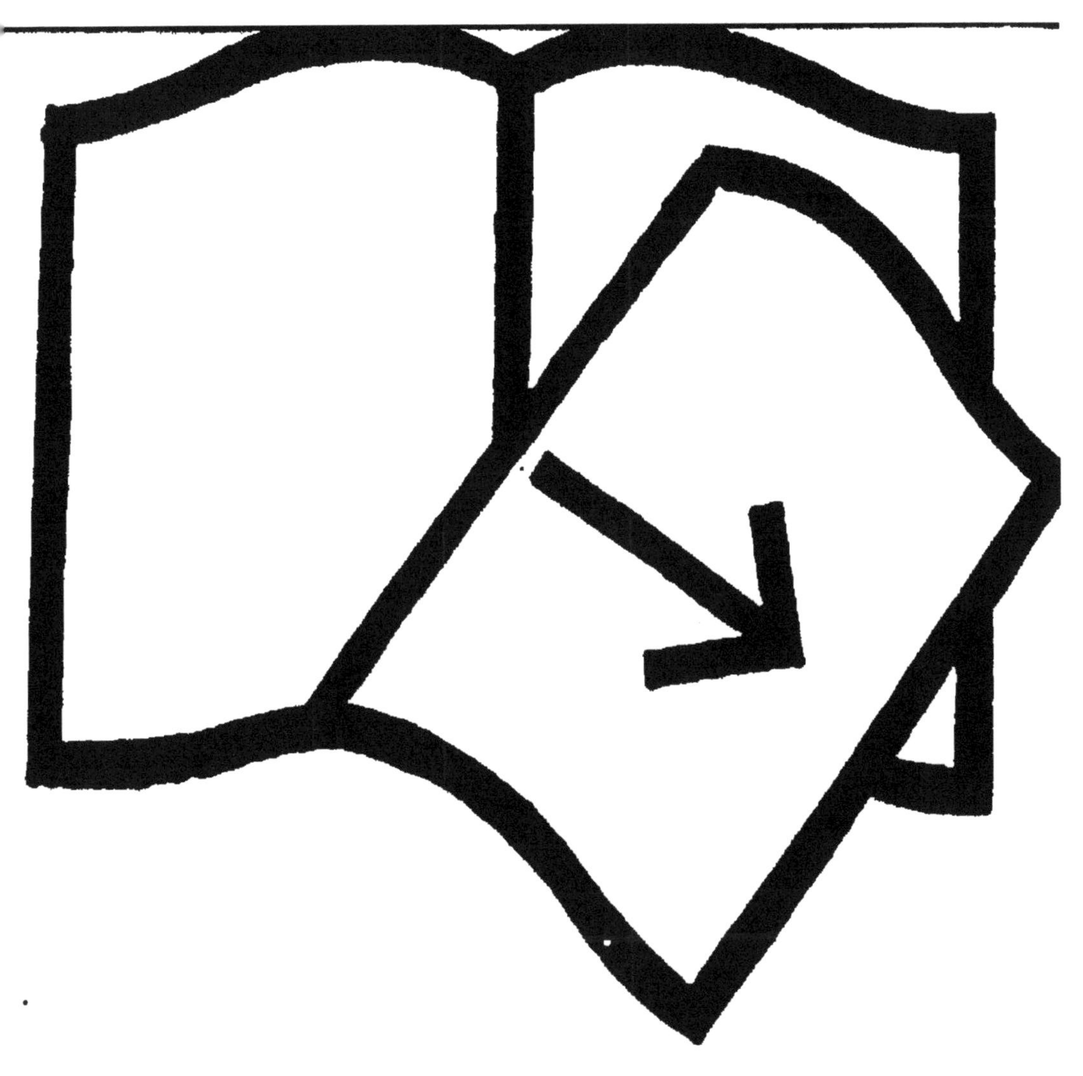

Documents manquants (pages, cahiers...)

NF Z 43-120-13

www.ingramcontent.com/pod-product-compliance
Ingram Content Group UK Ltd.
Pitfield, Milton Keynes, MK11 3LW, UK
UKHW020432230726
13925UKWH00004B/1699

9 782016 201985